CONTINUATION

DE L'HISTOIRE ET DE LA CRITIQUE

DU

LOCALICISME OU TOPO-IATRIE

PAR LE DOCTEUR

MARCHAL, DE CALVI

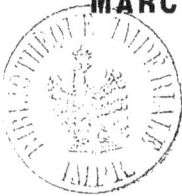

PINEL

Extrait de l'**Union médicale** (nouvelle série) des 1ᵉʳ et 3 janvier 1861.

PARIS

AUX BUREAUX DE L'UNION MÉDICALE,

RUE DU FAUBOURG-MONTMARTRE, 56.

1861

CONTINUATION

DE L'HISTOIRE ET DE LA CRITIQUE

DU LOCALICISME OU TOPO-IATRIE

PINEL

I

Pinel est un Baconien, ayant cela de bon qu'il ne fait pas étalage du nom de son maître. Quand l'explication ne vient pas d'elle-même, il se résigne de bonne grâce à l'ignorer. A-t-il même besoin de résignation, et n'est-ce pas plutôt indifférence? Un fait étant donné, il est parce qu'il doit être. C'est une espèce particulière de fatalisme, le fatalisme de la science. Pinel a deux épithètes dont il flagelle les théories : il les déclare *frivoles* et *versatiles*. Confondant l'universel et le particulier, il condamne les théories, parce que la médecine a été infestée de théories vaines et fallacieuses, et il en veut au raisonnement des écarts de l'imagination. Voici, à ce propos, comment il termine l'Introduction de sa *Nosographie :* « On a tant abusé en médecine du raison-nement, en se livrant à des théories abstraites, on a tellement défiguré et surchargé cette science d'une immensité de volumes, que, pour réprimer un essor vain et dange-reux de l'imagination, source intarissable de fausses préventions et d'erreurs, il faut n'admettre, pour fondement de la science médicale, que des faits choisis et bien coordonnés, et les inductions tirées des faits les plus directes et les plus immédiates. » Il y revient souvent; il y revient sans cesse. S'agit-il de la fièvre putride, dont il a fait la fièvre adynamique? Il ne se dissimule pas les raisons *spécieuses* sur lesquelles se fondent les partisans de la putridité : odeur fétide de l'haleine, de la transpiration, des selles et de l'urine ; éruption de pétéchies et disposition aux hémorrhagies passives ;

fréquence de la gangrène dans les parties comprimées; ardeur des malades pour les boissons acidulées, etc., etc. Mais, dans la putridité, il voit une explication, une théorie, tandis que l'adynamie est un fait pur et simple, et alors voici en quels termes il juge la doctrine galénique : « Veut-on avoir la connaissance la plus complète des savantes divagations et des théories les plus insignifiantes qu'on puisse se permettre en médecine, on n'a qu'à faire l'histoire d'une prétendue putridité du sang et des humeurs, introduite d'abord par Galien, reproduite sous diverses formes par les Arabes, avec des disputes et des explications interminables, et rendue ensuite générale en Europe par le faux savoir et la pédanterie des Écoles. » La putridité est aussi apparente, aussi saisissable, aussi évidente que l'adynamie; mais, je le répète, la putridité a le le tort irrémissible d'être un fait pathogénique en même temps qu'un fait séméiologique, une explication en même temps qu'un symptôme ou un élément morbide, et il n'en faut pas davantage pour que Pinel, dans son aversion pour les explications et les théories, en rejette l'idée avec mépris.

II

Je ne puis m'empêcher ici d'interrompre mon discours pour faire remarquer combien, il y a seulement cinquante ans, en 1810, à l'époque où Pinel publiait sa quatrième édition, l'état de la science était misérable, sur deux points essentiels de l'histoire de la fièvre putride, fièvre adynamique de Pinel, aujourd'hui une des formes de la fièvre typhoïde : l'état du sang et les lésions anatomiques.

En premier lieu, quant à l'état du sang, Pinel cite Deyeux et Parmentier, qui, dit-il, n'ont pas aperçu, dans le sang des malades atteints de fièvre adynamique, des *différences notables d'avec le sang retiré des individus affectés de fièvre inflammatoire.* Mais quoi! Les simples caractères physiques ne suffisaient-ils pas pour que Pinel pût de lui-même apercevoir l'énorme différence qui existe, quant à la plasticité, entre le sang de la fièvre adynamique et celui de l'inflammation des vaisseaux ? A la vérité, il se pouvait très bien que le sang de la fièvre inflammatoire ne différât point, en effet, de celui de la fièvre adynamique, attendu qu'on regardait souvent comme inflammatoires des fièvres qui rentrent dans notre fièvre typhoïde, et, par conséquent, dans la fièvre adynamique de Pinel : de sorte qu'il y avait erreur d'une manière comme de l'autre, ou parce que le sang devait différer dans les deux fièvres, ou parce qu'il ne devait pas et ne pouvait pas différer.

Secondement, quant aux lésions anatomiques, voici à quoi se réduisaient les connaissances au temps de Pinel : *quelquefois, on n'observe aucune lésion notable dans les organes; une rougeur foncée de la plupart des membranes muqueuses ou un épanchement séreux dans les ventricules cérébraux.*

C'était, comme je l'ai dit, en 1810. Mais la moisson était proche, et l'extrême abondance allait bientôt remplacer l'extrême pénurie : à trois ans de là, devait paraître le livre fameux de MM. Petit et Serres sur la fièvre entéro-mésentérique.

III

Je reprends. Une note des *Remarques sur la troisième édition* de la *Nosographie* est ainsi conçue : « Je crois devoir déclarer, en général, que je n'admets aucune hypothèse, et que, par conséquent, je n'adopte ni le solidisme ni l'humorisme ; cet ouvrage est exclusivement consacré à l'histoire des faits et nullement à celle des produits de l'imagination. » Pinel a horreur des vues de l'esprit ; volontiers il appliquerait à la Raison les chaînes dont il a délivré la Folie.

Mais ne précipitons pas notre jugement, et considérons qu'il s'agit d'un homme appelé, de son vivant, le Nestor, le patriarche de la médecine ; d'un homme à qui ses contemporains attribuèrent du génie, ce qui donne une idée de ses services, eu égard à l'état des connaissances au moment où il parut.

La mesure des hommes change en raison du temps avec une rapidité singulière, et c'est du point de vue rétrospectif, seul équitable, qu'il faut juger quiconque est entré dans l'histoire avec des idées ou avec des actes. En prononçant sur le passé d'après le présent, on commet presque nécessairement une erreur et une injustice, et, dans un autre ordre que celui des faits scientifiques, on s'expose, par exemple, à taxer d'infamie des hommes qui peuvent avoir agi, non sans regret et sans amertume, sous l'empire de l'inexorable nécessité.

IV

Pinel n'adopte ni le solidisme ni l'humorisme. Pourquoi ? Parce que ce sont des hypothèses. Cela lui suffit. Mais qu'est-ce à dire ? N'existe-t-il pas des lésions des solides et des altérations des liquides ? Il y a donc un solidisme et un humorisme parfaitement réels et non pas seulement hypothétiques. Il y a, comme dit M. Forget, un *humorisme rationnel*. Ce n'est qu'en tant que doctrines générales et exclusives que le solidisme et l'humorisme sont, non pas des hypothèses, mais des erreurs.

Ensuite, et d'une manière générale, peut-on bannir l'hypothèse du domaine de la science ? N'est-ce pas une hypothèse qui a fait découvrir les *analogies de Képler ?* Et l'existence de l'anneau de Saturne n'a-t-elle pas été d'abord une hypothèse imaginée par Huyghens ? « C'est en vain que l'on chercherait à proscrire l'hypothèse ; il faut seulement songer à en régler l'usage ; car elle est une des conditions du développement de l'esprit humain. C'est par des hypothèses que Copernic, Képler, Huyghens, Descartes, Leibnitz, Newton, Cuvier, Champollion, ont signalé leur génie et fait marcher la science. » (*Dictionnaire des sciences philosophiques*, t. 3, p. 153.) Il est bon, puisque l'occasion s'en présente, de rappeler ces faits et ces principes, dans un moment où le positivisme baconien, qui ne serait plus la philosophie des abeilles, suivant la parole du maître, voudrait proscrire l'Imagination et restreindre la Raison au plus petit emploi.

V.

Pour moi, comme Pinel, j'écarte le solidisme et l'humorisme, mais seulement en tant que doctrines générales, et par une autre raison que la sienne; et ma raison c'est que, dans les maladies principales ou maladies proprement dites, qui sont les holopathies ou maladies générales, on doit voir, non des solides et des liquides, en tant que distincts, mais bien des solides et des liquides identifiés par leur conversion réciproque et incessante les uns dans les autres et formant, aux yeux du pathologiste, un tout indivisible, qui est l'organisme.

Le virus syphilitique pénètre bien certainement par la voie des humeurs; chez l'homme, on peut le suivre, en son premier parcours, comme je l'ai vu maintes fois, le long des vaisseaux lymphatiques de la verge indurés. Mais, au fur et à mesure qu'il pénètre, il marque précisément son passage et sa présence par cette induration même, qui permet de le suivre; c'est-à-dire que le solide est lésé presque aussitôt que le liquide est contaminé, et, dès ce moment, l'organisme tout entier, sans distinction de solides et de liquides, a reçu le coup de cachet, la *marque* inaliénable; il est syphilitique dans toutes ses parties et à jamais, et, comme dit M. Baumès, *il vit syphilitiquement;* la syphilis est en lui, dans tout lui; elle y est en tant qu'*état* et en tant que *cause*, car, dans les diathèses, ou mieux dans les holopathies, l'état morbide et la cause morbide sont inséparables, identiques et adéquates.

Cette manière d'envisager les maladies par rapport à l'organisme *un et indivisible*, constituerait un des caractères essentiels ou fondamentaux de ce que j'ai osé appeler la *Doctrine holopatique.*

C'est un fait bien étrange que les médecins aient cherché à réaliser l'unité à l'aide d'une vaine conception métaphysique, quand il leur était si facile et si simple de contempler cette unité flagrante dans la réalité visible et tangible, dans l'organisme vivant! On veut l'unité physiologique, c'est un besoin, et, au lieu du corps vivant qu'on a sous les yeux et sous la main, on invente *l'âme vitale,* le *principe vital, l'âme de seconde majesté,* que sais-je encore? Car on aime à se donner l'illusion de la nouveauté des choses par la nouveauté des mots.

C'est ainsi que, d'âge en âge, sans ménager sa peine et sans compter ses désastres, la Raison avide cherche ce qui la tente, et, souvent, quand la Vérité s'offre d'elle-même, comme lui tendant les bras, la dédaigne et la dépasse pour s'égarer dans l'*aer cieco,* suivant la belle expression du poëte italien. Ce n'est pourtant pas un *motif* pour dédaigner et interdire la Raison; car où serait le juge et le témoin dans les matières scientifiques?

VI.

Pitcairn, il y a tout près d'un siècle et demi, s'était proposé ce problème : *une maladie étant donnée, trouver le remède.* Pinel le blâme sévèrement de cette prétention, qui dénote, suivant lui, plus de présomption que de savoir et de sagesse, et ne voit d'autre problème à résoudre que celui-ci : *Une maladie étant donnée, déterminer son vrai caractère et le rang qu'elle doit occuper dans le cadre nosologique.*

Voilà l'homme peint par lui-même. Pinel, médecin fort instruit, épris de son art, rude et infatigable au travail, Pinel, il faut le dire, avait plus d'application que d'étendue. C'était surtout un naturaliste et un classificateur, dont la grande ambition fut de composer une sorte d'herbier nosologique. Il le montre bien naïvement dans cette opposition ou substitution de son problème à celui de Pitcairn. Mettre les maladies à leur rang, comme on fait des plantes en botanique et des insectes en entomologie, voilà ce qu'on peut et ce qu'on doit tenter. Avoir la prétention de les guérir, c'est témérité et présomption.

Or, il est bien vrai que Pitcairn avait grand tort de s'engager à résoudre son problème; mais il avait grandement raison de le poser. Il n'y a pas mieux à faire, une maladie étant donnée, que de chercher et de trouver le remède, si ce n'est de l'appliquer. C'est toute la médecine, et on ne comprend pas que Pinel s'en offense. Les malades seraient assurément de l'avis du *médecin géomètre*. Les classifications valent qu'on s'y intéresse; mais la vie et la santé ne sont pas à dédaigner.

VII

Pinel se fait gloire d'avoir inspiré Bichat, et l'on peut être certain qu'il le croit sincèrement, attendu que sa bonne foi n'est jamais douteuse. Voici ce qu'il dit à ce sujet dans son *Introduction* : « Les détracteurs les plus ardents de la médecine peuvent-ils nier qu'elle ait donné cette fois-ci l'éveil à l'anatomie? Et, sans trop préjuger de l'influence de ma première édition de la *Nosographie*, ne lui doit-on point la suite nombreuse des recherches que Bichat a faites dans ces derniers temps, ou plutôt un des meilleurs ouvrages d'anatomie pathologique (*Traité des membranes*)? »

M. Bricheteau fait aussi honneur à Pinel d'avoir suggéré l'idée de l'anatomie générale. Il le dit très catégoriquement dans le passage suivant d'une notice insérée dans le tome 13 de la 1re série des *Archives générales de médecine*, notice qui n'est point signée, mais qu'on sait être de lui : « En embrassant dans un petit nombre de classes toutes les affections morbides, en prenant les divers tissus pour base des ordres de la classe des phlegmasies, *idée heureuse, qui, fécondée par le génie de Bichat, enfanta l'anatomie générale*, en rapportant à l'affection de certains organes déterminés plusieurs fièvres, comme l'attestent les mots fièvre méningo-gastrique, adéno-méningée, angioténique; en introduisant dans la médecine toutes ces améliorations, M. Pinel jeta pour ainsi dire les premiers fondements de la grande révolution médicale qui s'est accomplie de nos jours. »

Remarquons toutefois que si, en effet, Pinel a séparé les inflammations des fièvres, si, d'autre part, il a étudié les inflammations suivant les tissus, si, par là, il a rendu un service à la science, il ne s'ensuit pas du tout que l'idée d'étudier les

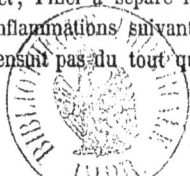

phlegmasies suivant les tissus contint l'idée de l'anatomie générale. On savait avant Pinel que la peau, les muqueuses, les séreuses, etc., étaient des tissus distincts, et on ne possédait pas pour cela l'idée de l'anatomie générale, qui consiste, non dans une distinction sommaire des tissus, mais dans l'étude respective et comparative de leur organisation.

VIII

On ne peut donc pas dépouiller Bichat en faveur de Pinel. Mais la justice veut que l'on restitue à Pinel une part de la doctrine anti-essentialiste, dont Broussais a toute la gloire, si c'est une gloire.

Sur six sortes de fièvres qu'il admet, Pinel en localise trois, et il leur donne des noms significatifs : la fièvre inflammatoire devient la fièvre *angioténique ;* la fièvre bilieuse d'Hippocrate devient la fièvre *méningo-gastrique ;* enfin, la fièvre muqueuse ou pituiteuse devient la fièvre *adéno-méningée.*

Dans la fièvre inflammatoire, Pinel n'admet pas comme un fait constant la rougeur de l'intérieur des veines et des artères notée par Frank, et l'on se demande dès lors sur quelle donnée positive un esprit aussi exigeant se fonde pour établir le caractère angioténique de cette fièvre. Il s'ensuit que, pour la fièvre inflammatoire, la localisation, déduite de l'appareil symptomatique, est vague et presque nominale. Elle n'existe pas moins dans la pensée et dans l'intention de l'auteur, et doit lui être comptée.

Relativement aux fièvres bilieuses ou méningo-gastriques, Pinel est explicite. Il dit : « Tout semble indiquer que le siége principal des maladies de cet ordre est dans le conduit alimentaire, surtout l'estomac et le duodenum, non moins que dans les organes sécréteurs de la bile et du suc pancréatique : cela est manifeste dans les embarras gastriques, le choléra-morbus, non moins que dans la fièvre gastrique, continue ou rémittente, si souvent compliquée avec l'embarras gastrique ou intestinal, et qui même, lorsqu'elle existe indépendamment de ces affections, est marquée par une sensibilité vive dans l'épigastre, l'ardeur de l'abdomen, une soif inextinguible, une constipation opiniâtre ou la diarrhée. » La localisation est encore ici déduite des symptômes, mais ceux-ci ont une signification précise qu'ils n'offraient pas plus haut.

Enfin, à l'égard des fièvres pituiteuses ou muqueuses, Pinel établit que, quelque opinion qu'on adopte sur l'action des mucosités intestinales surabondantes ou viciées, *on ne peut guère méconnaître une affection primitive dirigée sur l'organisme sécrétoire, c'est-à-dire une irritation particulière de la membrane muqueuse qui revêt les premières voies,* réagissant sympathiquement sur les autres systèmes organiques.

De compte fait, voilà bien trois localisations catégoriques, trois fièvres localisées avec plus ou moins de preuves à l'appui, mais formellement. C'en est assez pour justifier déjà le classement de Pinel au nombre des localisateurs, à la suite ou en compagnie de Bichat, et pour qu'on soit autorisé à déclarer que ce n'est pas Broussais qui a porté le premier coup au dogme de l'essentialité (sans parler, quant à présent, de Prost, dont il sera question bientôt avec les détails nécessaires).

L'homme aux yeux de qui il était *manifeste* que la fièvre gastrique, continue ou rémittente, avait son siége *principal* dans l'estomac et le duodénum, Pinel, à qui nous nous en tenons pour le moment, n'avait plus qu'à appeler la maladie une *gastro-duodénite* pour être un réformateur au même titre que Broussais. Ce n'était déjà plus qu'une question de mots. Par cette subordination de la fièvre à la lésion locale, du fait primitif et général au fait particulier et secondaire, du nécessaire au contingent, Pinel inaugurait la révolution qui devait le détrôner. S'il avait connu les altérations spéciales de l'intestin dans la fièvre typhoïde, nul doute qu'il n'eût placé le siége *principal* de cette pyrexie dans l'iléon. On voit par là, d'un seul coup, quel était le fondement et le vice de la doctrine. Voilà pourtant ce qui fit la gloire d'un homme et la fortune d'un nom dans l'histoire. Mais, dans la science et partout, c'est une mauvaise et funeste gloire que celle qui se fonde sur l'abaissement général.

IX

Quoi qu'il en soit, Pinel ayant ouvert, et si largement, la voie à la doctrine des localisations morbides ou topo-iatrie, et creusé de ses mains le lit où allait rouler avec fracas le flot des erreurs nouvelles, on ne peut se rendre compte des attaques de Broussais contre lui : contre un classique qui avait accueilli son premier travail avec faveur ; contre un maître déjà avancé dans la vie, qui avait fait époque, qui avait régné, et qui, au demeurant, avait rendu de véritables services. Cette implacable polémique est une tache dans la vie de Broussais. On croirait que, dans son impatience, il n'avait cesse d'avoir abattu la statue pour se hausser plus tôt sur le piédestal. Le dédain avec lequel il parle de celui qu'il affecte d'appeler le *nosographe* est aussi inconvenant qu'injuste, et serait presque une excuse anticipée des critiques amères et des fureurs qui devaient l'assaillir à son tour.

Ce n'est pas sans une certaine émotion qu'on lit, dans un petit article sur le *goût en médecine* (*Dictionnaire des sciences médicales*, t. 19), quelques lignes peu remarquées écrites, en 1817, par Pinel, plus que sexagénaire, à l'adresse de son fougueux contempteur. « Je viens de lire, dit-il, un ouvrage polémique récent, qui a paru sous le nom d'*Examen de la doctrine médicale généralement adoptée*, et dont l'auteur annonce une grande fermeté d'opinion et une assurance inébranlable : c'est en prenant sans cesse le ton de l'ironie, qu'il prouve seulement que notre manière d'étudier, d'observer et de décrire les maladies est entièrement différente. J'avoue que je n'ai pas le courage de lui répondre, puisque nous ne pouvons nous entendre ni l'un ni l'autre, quelque désir sincère que je puisse avoir de profiter de ses leçons et de sa critique. »

Timide apostrophe ! On dirait la voix d'un mourant dans le désert. L'ombre s'est faite si prompte et si épaisse autour de ce vaincu, qu'il nous apparaît vaguement dans le lointain, comme un ancêtre des âges reculés, et qu'on s'étonne qu'il y ait encore des vivants qui l'aient connu. Broussais est l'auteur de ce mirage. Il l'a, si je puis m'exprimer ainsi, poussé d'un effort si puissant, qu'il a changé sa chronologie et l'a rejeté bien loin hors de sa place dans le temps.

X

Broussais n'a point sur Pinel l'antériorité d'une autre localisation. C'est Pinel qui a localisé les fièvres éruptives, et en a fait des inflammations. La variole, la rougeole, la scarlatine, toutes les fièvres éruptives, figurent dans la classe des phlegmasies : erreur plus grande encore, et que dis-je ? plus monstrueuse que la précédente! violence inouïe faite au plus simple bon sens médical! On se demanderait comment une suite de générations médicales ont pu fléchir sous de telles doctrines, si l'on ne savait par plus d'une expérience que l'esprit humain est capable de tous les enthousiasmes et de toutes les soumissions.

Qu'un embarras gastrique bilieux, dont on fera une fièvre bilieuse, puisse consister primitivement en une simple lésion locale produite par des excitants gastriques, rien de plus simple. Mais une variole, une rougeole, une scarlatine, une fièvre éruptive, quelle qu'elle soit, est toujours, essentiellement et avant tout, une fièvre.

Dans le cas supposé d'embarras gastrique bilieux, l'organopathie est le fait primitif, la fièvre est consécutive. Au contraire, dans la fièvre éruptive, la fièvre est le fait primitif; l'organopathie, l'inflammation cutanée, l'éruption est consécutive (elle peut même manquer). Et c'est parce que la fièvre éruptive est primitivement et par elle-même une fièvre, qu'elle est excellemment une fièvre essentielle, car je n'imagine pas que l'essentialité puisse être conçue et définie autrement.

Toute fièvre éruptive est une fièvre essentielle au même titre que la fièvre typhoïde, et quand on en fait une phlegmasie, on la réduit à son plus petit côté, on la mutile, on voit la partie et on méconnaît le tout ou l'ensemble morbide; on fait de la pathologie à la façon de Lilliput. Au reste, la topo-iatrie, en tant que doctrine générale, n'est pas autre chose.

Les grands pyrétologistes, Selle notamment, dont la pyrétologie exubérante embrasse, sous le nom de fièvre, presque toutes les maladies, admettaient une fièvre ortiée, une fièvre essérée, une fièvre vésiculaire, une fièvre aphtheuse, etc. Dans la Nosographie, il n'est plus question de ces fièvres, et Pinel se borne à décrire l'urticaire, le pemphigus, les aphthes. Il voit les taches proéminentes de l'urticaire et de l'esserre, les bulles du pemphigus et les ulcérations aphtheuses; il ne voit pas l'acte morbide général, le fait morbide holopathique, dont ces taches, ces bulles, ces ulcérations, sont le produit et la manifestation.

Pinel est-il donc autre chose qu'un localiciste ou un topo-iatre ?

XI

Sydenham est un pyrétologiste à outrance, comme Selle. Pour lui, « la pleurésie n'est autre chose qu'une fièvre produite par une inflammation propre et particulière du sang, au moyen de laquelle la nature dépose une matière peccante sur la plèvre et sur les poumons, ce qui produit la péripneumonie, qui ne diffère de la pleurésie qu'en ce que sa cause a plus d'intensité, et qu'elle agit sur une plus grande étendue des parties. »

Voilà donc ce que nous appelons une inflammation franche, la lésion locale, pleurésie ou péripneumonie, subordonnée à la fièvre, et voilà cette fièvre regardée comme le fait primitif, l'inflammation de la séreuse ou du parenchyme correspondant ici à l'exanthème : en sorte que la maladie, dans son essence, serait une fièvre inflammatoire pleurétique ou péripneumonique.

La matière est délicate, et je ne prends pas encore parti pour Sydenham; je le cite pour marquer la différence extrême des points de vue de l'illustre nosographe français au grand pathologiste anglais.

Du reste, à supposer qu'en effet, dans les cas cités, la fièvre précède et commande l'inflammation locale, n'y a-t-il donc rien au-dessus de la fièvre et avant la fièvre ? Oui; il y a le vice rhumatismal, la diathèse, l'holopathie rhumatismale, car une pleurésie, une pneumonie, dues occasionnellement à un refroidissement, sont des manifestations et des affections rhumatismales au même titre que l'arthrite produite sous la même influence occasionnelle.

Voilà ce que Sydenham ne sait pas et ne recherche pas, et c'est par là qu'il n'est point tout à fait un holopathiste.

Mais l'Hippocrate anglais se vantait de n'être pas un philosophe ! A cet égard seulement, il est suffisamment représenté dans notre population médicale.

Pour nous, retenons ceci, savoir : que dans les inflammations dites spontanées, en admettant la pathogénie de Sydenham, il y aurait deux *facteurs,* l'holopathie et la fièvre, et un *produit,* l'inflammation.

XII

Les dartres, dans la Nosographie, sont des phlegmasies cutanées. La diathèse, l'holopathie dartreuse, n'existe pas pour Pinel. Il dit que, suivant Lorry, « ce n'est pas dans les altérations du sang ou de la bile qu'il faut chercher le vice dartreux, mais plutôt dans le système lymphatique. » Et c'est tout ce qu'on en tire sur l'*état dartreux,* sur la cause générale et constitutionnelle des dartres, sur l'holopathie dartreuse.

Dans le paragraphe consacré aux *prédispositions et causes occasionnelles,* il est question d'une foule de circonstances physiques et morales, y compris le virus syphilitique et le vice scorbutique; il n'est pas question de la cause dartreuse par excellence , qui est la *crase dartreuse.*

Or, bien loin qu'il faille s'arrêter au symptôme, à l'accident herpétique, à la dartre, il faut remonter, non seulement à l'organisme dartreux ou herpétique, mais à la lignée dartreuse ou herpétique, et encore plus haut, à une variété tout entière de l'espèce, marquée de ce signe et entachée de cette crase. Car, je l'ai dit ailleurs, il y a une variété dartreuse ou herpétique, qui est presque toute l'espèce, comme il y a une variété tuberculeuse, une variété cancéreuse, etc., variétés tarées, variétés funestes, au milieu desquelles le type sain est si difficile à rencontrer qu'on douterait presque qu'il existe.

Pinel note que les dartres alternent avec les hémorrhoïdes, la goutte, le rhumatisme; mais il n'a pas pour cela l'idée d'une grande unité morbide à laquelle ces affections diverses ressortissent, ou mieux qui les comprend toutes. Le nosographe absorbe le médecin.

XIII

Pinel parle des épidémies catarrhales en homme qui en a étudié l'histoire avec soin, car il ne parle jamais que de science certaine, et en tout il est plein de conscience et de scrupule. Mais, à travers le catarrhe, il ne voit pas le vice catarrhal, la diathèse catarrhale (qui se confond d'ailleurs inséparablement avec la diathèse herpétique). Le fait général et holopathique lui échappe toujours. Il ne peut s'élever au-dessus de l'effet, dont la contemplation épuise sa curiosité et son attention. C'est le vice de son école et de son temps ; c'est aussi le penchant de son esprit, qui se pique pourtant de philosophie, comme si, avant tout, la philosophie n'était pas la science de l'universel!

XIV

Pinel ne laisse jamais passer l'occasion d'exprimer sa prédilection pour Stahl, et il y revient dans son article sur la goutte, article ou Sydenham est à peine cité, et qui se termine par un juste hommage envers Barthez, l'auteur du *Traité des maladies goutteuses*. En passant, il loue, dans le célèbre chancelier de l'Université de Montpellier, « le ton de dignité avec lequel il s'est toujours exprimé sur cette science (la médecine). » C'est un trait à recueillir à l'honneur de Pinel, qui fut lui-même un médecin très digne, animé d'un véritable amour et d'un profond respect pour son art. C'est aussi un double exemple bon à citer.

Là, dans cet article sur la goutte, Pinel montre bien ce qu'il est par rapport à la doctrine : l'homme du *contingent* et de l'*éventuel*, oublieux du *nécessaire* et du *permanent ;* l'homme du *particulier,* n'ayant pas l'idée de l'*universel*. Son étiologie de la podagre se réduit à ce peu de mots : « On doit compter parmi les causes de la goutte, non seulement une nourriture animale abondante, la suppression d'une hémorrhagie habituelle, l'abus des liqueurs fermentées, et une vie sédentaire, mais encore d'autres excès d'un caractère opposé, les plaisirs de Vénus, une grande application à l'étude ou aux affaires, les veilles prolongées; des évacuations excessives, la cessation des travaux habituels, l'impression du froid sur les membres abdominaux. »

Voilà tout. Il ne manque, dans cette étiologie, que la cause véritable de la goutte, la cause essentielle, tellement essentielle que, sans elle, rien ni personne, pas plus la succulence du régime que la vie sédentaire, pas plus Vénus que Bacchus, ne pourrait produire la goutte ; et cette cause, qui est la cause spécifique, qui est adéquate à la goutte, qui est la goutte même, cette cause, c'est la crase goutteuse, la diathèse goutteuse, l'holopathie goutteuse.

Croirait-on, en outre, qu'au sujet de la goutte, la notion d'hérédité ne se soit pas présentée une seule fois à l'esprit de l'auteur !

XV

Dans sa cinquième et dernière classe de maladies, l'auteur de la nosographie admet un ordre de *lésions organiques générales.*

Mais qu'entend-il par *lésions organiques générales ?*

Il entend les maladies qui, pouvant attaquer indistinctement et les solides et les liquides, *semblent infecter, pour ainsi dire, toute l'économie,* LORSQU'ELLES SONT INVÉTÉRÉES.

Ce n'est donc que lorsqu'elles sont INVÉTÉRÉES que certaines lésions infectent l'économie ; encore c'est *pour ainsi dire :*

Que, PRIMITIVEMENT, l'économie puisse être imprégnée tout entière d'une cause qui se révélera en un ou plusieurs points, avec un caractère spécial ou même spécifique, une fois pour toutes, ou à diverses reprises, parfois indéfiniment : Pinel ne semble pas s'en douter. C'est comme Bichat ; c'est comme Broussais. Aucun de ces hommes, qui comptent parmi les plus grands qu'on nomme, n'avait l'idée des maladies générales PRIMITIVES.

N'avons-nous pas bien le droit de regarder cette lacune immense comme le caractère fondamental de leur école ? N'est-ce pas là ce qui constitue essentiellement le localicisme ou topo-iatrie ? Et que vient-on parler d'organicisme ? Il s'agit bien d'opposer l'organicisme au vitalisme et réciproquement ! La véritable question n'est pas là. Je l'ai dit, mais il faut le répéter : le débat est dans l'organicisme même, entre l'organicisme qui tient compte avant tout des faits généraux, qui est le grand organicisme, et celui qui omet les faits généraux ou qui, sans les omettre, accorde aux faits particuliers ou locaux une importance capitale et excessive, qui est le petit organicisme. Voilà où est le véritable intérêt, l'intérêt pratique, l'intérêt médical et humain. Le reste est considérable sans doute et d'ordre supérieur, mais d'un intérêt médical beaucoup moindre, et rentre dans ce qu'il serait peut-être permis d'appeler le luxe de la science.

XVI

Pinel arriva dans un moment de grande confusion. La nosologie de Sauvages, où l'on voit, dans un même genre, l'*embonpoint,* l'*anasarque* et la *grossesse,* n'avait fait que préciser le désordre.

C'était d'ailleurs l'époque des nomenclatures en histoire naturelle et en chimie, époque heureuse de jeunesse, d'ardeur et de confiance, où l'esprit français, nouvellement affranchi, semblait aussi impatient d'inventorier son domaine que de l'étendre.

Doué au plus haut degré de deux qualités importantes, pour la conduite des travaux de l'esprit comme des affaires de la vie, l'ordre et la tenue, Pinel se met à l'œuvre, et dispose les espèces morbides par genres, par ordres, par classes, avec une recherche extrême de la régularité. On sait enfin où mettre la main pour trouver l'histoire d'une maladie donnée; un grand service est rendu à la science, surtout aux études.

Les contemporains, reconnaissants de tant de travail, de tant de conscience, saisis de la belle ordonnance du monument, décernent à Pinel les honneurs du génie, ce qui était excessif, et lui confèrent la dictature médicale, ce qui était légitime.

XVII

Malheureusement, la *Nosographie philosophique* ne justifiait que la moitié de son titre, et c'en était fait pour longtemps de la philosophie médicale, si, par philosophie d'une science, on doit entendre l'ensemble de ses données les plus générales et les plus hautes.

Certes, au moment où Pinel prend la plume, la confusion est grande parmi les faits; mais, au-dessus de la masse obscure des faits, il y a une idée, un principe, une clarté. Ce principe, qui est l'œuvre du temps, c'est, en définitive, la subordination de la partie au tout dans la considération des maladies. Rien ne se fait dans l'organisme sans l'organisme, et les lésions des parties attestent l'influence d'un centre morbide, ou principe général, ou vice holopathique, qui réalise l'unité, l'individualité morbide, dont elles sont des émanations ou manifestations.

Avec Pinel, comme avec Bichat, comme avec Broussais, il n'y a plus de centre morbide, plus d'émanation morbide, plus de principes morbides, plus d'organisme morbide, du moins primitivement; il n'existe plus que des lésions, des localisations morbides. La médecine était une pièce d'or; elle devient un billon.

Pinel, comme Broussais, renfermé dans les organopathies, n'a vu que la moindre partie de la médecine. Sa classification ne comprend que les effets ou manifestations morbides, qu'il considère en eux-mêmes, indépendamment des grandes *causes* morbides, qui sont les *états* morbides généraux préexistants, ou holopathies.

Bichat a formulé le localicisme; il a donné le mot d'ordre. Pinel a rédigé le tableau général des maladies en se conformant à cette formule.

Pinel est donc essentiellement localiciste, et sa place naturelle était ici, après Bichat ou auprès de Bichat, dans l'histoire et la critique du localicisme ou topographie.

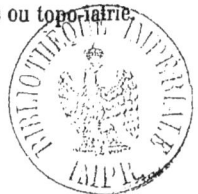

Paris. — Typographie Félix Malteste et Cᵉ, rue des Deux-Portes-Saint-Sauveur, 22.